Autogenes Training

# Autogenes Training

Ein alltagsnahes Übungsprogramm zum Erlernen der AT-Grundstufe

von

Günter Krampen

3., überarbeitete Auflage

HOGREFE

GÖTTINGEN · BERN · WIEN · PARIS · OXFORD · PRAG · TORONTO
CAMBRIDGE, MA · AMSTERDAM · KOPENHAGEN · STOCKHOLM

*Prof. Dr. Günter Krampen,* geb. 1950. 1971–1976 Studium der Psychologie in Trier. 1980 Promotion. 1985 Habilitation. 1999 Approbation als Psychologischer Psychotherapeut. Seit 1990 Professor für Klinische Psychologie an der Universität Trier. Seit 2004 Direktor des Leibniz-Zentrums für Psychologische Information und Dokumentation (ZPID) an der Universität Trier.



**Bibliografische Information der Deutschen Nationalbibliothek**
Die Deutsche Nationalbibliothek verzeichnet diese Publikation in der Deutschen Nationalbibliografie; detaillierte bibliografische Daten sind im Internet über http://dnb.d-nb.de abrufbar.

*Die erste und zweite Auflage des Buches sind unter dem Titel „Übungsheft zum Autogenen Training" erschienen.*


Göttingen • Bern • Wien • Paris • Oxford • Prag • Toronto
Cambridge, MA • Amsterdam • Kopenhagen • Stockholm
Merkelstraße 3, 37085 Göttingen

**http://www.hogrefe.de**
Aktuelle Informationen • Weitere Titel zum Thema • Ergänzende Materialien



Umschlagabbildung: © Fossilpopil – Fotolia.com
Satz: ARThür Grafik-Design & Kunst, Weimar
Gesamtherstellung: Hubert & Co, Göttingen
Printed in Germany
Auf säurefreiem Papier gedruckt

ISBN 978-3-8017-2408-5

# Inhaltsverzeichnis

# 1 Kurze Einführung in das Autogene Training

## 1.1 Herkunft

Das Autogene Training (AT) wurde in den 20er Jahren des letzten Jahrhunderts von Johannes Heinrich Schultz (1884–1970), einem Berliner Arzt, als eine *Technik der konzentrativen Selbstentspannung* entwickelt. Den Hintergrund bildeten dabei seine umfangreichen Erfahrungen mit der Suggestions- und Hypnosebehandlung. Er wandte sich aber – ebenso wie vorher Sigmund Freud – von der Methode der Fremdsuggestion („heterosuggestive“ Technik der Hypnose) ab, weil er erkannt hatte, dass jeder Mensch zu Selbstsuggestionen (Autogenes Training als „autosuggestive“ Technik) fähig ist.

Neben der Entwicklung des Autogenen Trainings hat Johannes Heinrich Schultz historisch sehr früh Wesentliches zur Begründung der Medizinischen Psychologie, also der Anwendung psychologischer Erkenntnisse und Methoden in der ärztlichen Praxis und in Krankenhäusern sowie zur Entwicklung der Psychotherapie beigetragen. Gleichwohl ist er vor allem durch die Entwicklung des Autogenen Trainings bis heute bekannt geblieben, zu dem er ab 1926 erste Fachveröffentlichungen vorlegte, die in sein 1932 in erster Auflage erschienenes Hauptwerk „Das autogene Training: Konzentrative Selbstentspannung“ mündeten.

In seiner Autobiografie berichtet Johannes Heinrich Schultz übrigens auch darüber, dass seine persönlichen Erfahrungen mit der Selbstsuggestion bei der Überwindung schwerer Asthmaanfälle entscheidend für die Entwicklung des Autogenen Trainings waren. Schultz litt seit seiner frühesten Kindheit an Asthma und konnte es erst im Alter von 30 Jahren (also 1914) mit dieser Art der Selbstbehandlung heilen. Bis heute gehört die Anwendung des Autogenen Trainings bei Funktionsstörungen der Atemtätigkeit, also nicht nur bei Asthma bronchiale, zur Standardbehandlung. Allerdings wird inzwischen nach Beginn einer Asthmaattacke von der Anwendung eines Entspannungsverfahrens abgeraten, da unter ungünstigen Bedingungen eine bereits begonnene, akute asthmatische Symptomatik verstärkt werden kann.

## 1.2 Wie wirkt das Autogene Training?

Über Selbstsuggestionen wird im Autogenen Training die sogenannte *autogene Umschaltung* in einen Entspannungszustand erreicht, die einige Ähnlichkeiten zum hypnotischen Trance-Zustand aufweist. Ganz anders als in der hypnotischen Trance bleibt die Person beim Autogenen Training aber stets in bewusstem Kontakt mit ihrer Umwelt, reguliert den autogenen Zustand (also den Entspannungszustand) vollkommen selbstbestimmt und kann daher jederzeit den autogenen Zustand (die erreichte Entspannung) unterbrechen oder abbrechen.

### Selbstsuggestion ist nicht Einbildung

Wichtig ist, dass diese Form der Selbstsuggestion nichts mit Einbildung oder Selbstbetrug zu tun hat, da die Wirkungen dieser Selbstsuggestion durch objektive (physiologische) Methoden nachgewiesen werden können. Dies stellte sich schon bald nach der Entwicklung des Autogenen Trainings heraus. Dadurch und durch die Tatsache, dass es relativ leicht gelernt werden kann, fand das Autogene Training sehr schnell eine weite – auch internationale – Verbreitung. Heute gilt das Autogene Training als eine grundlegende Methode für die begleitende Behandlung vieler psychosomatischer, körperlicher und psychischer Erkrankungen, für deren Prävention sowie für die allgemeine Gesundheitsförderung.

### Training

Der Begriff des Autogenen Trainings ist aus den griechischen Worten „autos" (Selbst) und „gen" (erzeugen, ausbilden, auch: üben) abgeleitet. Durch den Begriff des Trainings wird betont, dass es – ebenso wie die meisten Sportarten – durch systematisches, regelmäßiges Üben gelernt werden kann und dass mit ansteigender Trainingserfahrung die Effekte und Erfolge zunehmen. Ähnlich wie beim sportlichen Aufbautraining werden in einem AT-Einführungskurs sieben Elemente der Grundstufe nacheinander trainiert, also deren Entspannungswirkungen aufgebaut, intensiviert und automatisiert. Körper und Psyche werden durch die häufige Wiederholung auf die Übungen „eingestellt" und die angenehmen Entspannungseffekte werden schneller erreicht. Ein längeres Absetzen des Trainings – auch nach der erfolgreichen Teilnahme an einem Einführungskurs – führt in der Regel (ebenso wie beim Sport) zu einem Nachlassen der Effekte und Erfolge, und man muss – zumeist nach Enttäuschungen bei Wiederaufnahme der Übungen – erneut verstärkt trainieren, um die positiven Effekte wieder zu erreichen.

## Gelassene Grundeinstellung

Wichtig ist, dass die Entspannungseffekte nicht erzwungen werden können. In diesem Punkt unterscheidet sich das Autogene Training ganz erheblich vom Training in den meisten Sportarten, bei denen u. U. ein „eiserner Wille", manchmal auch die öfter beschworene „Überwindung des inneren Schweinehundes" mit zum Erfolg führen kann. Entspannung erfordert – im Unterschied zu leistungsorientiertem sportlichem Training – eine gelassene Grundeinstellung ohne inneren oder äußeren Leistungsdruck.

Leistungsdruck bedeutet ja, dass Sie sich selbst „unter Druck" setzen oder von anderen „unter Druck" gesetzt werden, dass Sie sich selbst zu einer bestimmten Leistung zwingen wollen oder von anderen dazu gezwungen werden sollen. Ein solcher (auch selbst auferlegter) Druck und Zwang ist der Zielsetzung des Autogenen Trainings – der Entspannung – sowohl psychisch als auch körperlich vollkommen entgegengesetzt. Beim Lernen des Autogenen Trainings geht es vielmehr darum, den eigenen Körper reagieren zu lassen, die Effekte (zunächst langsam) „kommen zu lassen". Dabei müssen Sie sich und Ihrem Körper Zeit lassen und sich zunächst auch etwas in Geduld üben.

**Merke:**

Die angenehmen Wirkungen treten mit der Zeit (ohne Leistungsorientierung) auf; vertrauen Sie sich und Ihrem Körper. Lassen Sie sich Zeit; schaffen Sie sich ggf. diese Zeit, ohne sich selbst einen Leistungsdruck und/oder Zeitdruck aufzuladen oder von anderen aufladen zu lassen.

## Selbstentspannung durch Formelvorsätze

Das Autogene Training ist eine Methode der Selbstentspannung, die auf der Erkenntnis beruht, dass durch die systematische und wiederholte Vorstellung sogenannter Formelvorsätze ein Zustand körperlicher Entspannung erreicht werden kann, der – nach einiger Übung – automatisch eine psychische und mentale Entspannung und Erholung nach sich zieht. Damit kann das Autogene

Training jedem helfen, sich schneller und gezielter in bestimmten Situationen (wie etwa Belastungssituationen) zu entspannen und Kräfte für die Situationsbewältigung zu sammeln. Der Erholungseffekt des Autogenen Trainings wird aber auch allgemein (d. h. nicht nur in Belastungssituationen) als positiv erlebt und kann das Allgemeinbefinden auf die Dauer verbessern und stabilisieren.

## Ziele und Anwendungsbereiche

Die bedeutsamen allgemeinen Ziel- und Anwendungsbereiche des Autogenen Trainings sind:

- die Fähigkeit zur kurzfristigen körperlichen, psychischen und mentalen (geistigen) Erholung und Entspannung sowie die langfristige Verbesserung der Entspannungs- und Erholungsfähigkeiten (Verbesserung der Fähigkeiten zum „Abschalten“),
- die Selbstruhigstellung und Dämpfung negativer Affekte (etwa von Ängsten, aber auch von Nervosität, Aufgeregtheiten, Ärger, Wut oder Aggression) sowie die emotionale Harmonisierung und Stabilisierung (erhöhte Ausgeglichenheit),
- die Leistungssteigerung durch eine verbesserte Nutzung eigener Fähigkeiten (etwa der Konzentration und des Gedächtnisses),
- die Selbstregulation eigentlich autonomer, vegetativer Körperfunktionen (wie etwa des Blutkreislaufes und damit des Wärmeempfindens),
- die Schmerzdämpfung, also die Herabsetzung der Schmerzempfindlichkeit, und die Verbesserung der Wahrnehmung des eigenen Körpers,
- die erhöhte Selbstbestimmung und Selbstkontrolle durch eine verbesserte Wahrnehmung der eigenen Person und die verbesserte Einstellung auf Belastungssituationen (Stress) sowie den Umgang mit Stressoren,
- ggf. auch der Abbau störender Verhaltensweisen (etwa über individuelle Zusatzformeln),
- die gezielte Vorbereitung auf bestimmte Aktivitäten (etwa in Kombination mit dem mentalen Training, also dem Probehandeln in der Vorstellung unter den Bedingungen der Entspannung und Konzentration).

## Wissenschaftlich nachgewiesene Wirkungen

Diese (und einige andere) Wirkungen des Autogenen Trainings wurden durch hunderte erfahrungswissenschaftliche Untersuchungen, die in den letzten acht Jahrzehnten durchgeführt wurden, bestätigt. Sowohl für körperlich-physiologische Variablen (etwa Veränderungen der Körpertemperatur, Pulsveränderungen, Entspannung der Muskulatur, Veränderungen im Hirnstrombild etc.) als auch für psychologische Variablen (wie etwa allgemeines Wohlbefinden, emotionale Ausgeglichenheit, Selbstwertgefühl, Lebenszufriedenheit etc.) liegen inzwischen umfangreiche Wirkungsnachweise für das Autogene Training vor. Seine Hauptanwendungsgebiete liegen dabei nicht nur in der begleitenden Behandlung psychosomatischer, psychischer und körperlicher Erkrankungen, sondern vor allem auch in der Rehabilitation nach einer Erkrankung sowie in der Prävention von Krankheiten und Fehlverhalten bei Stress und Überforderungen im Beruf, im Privatleben, in der Ausbildung, im Sport etc.

### Anerkennung durch die Krankenkassen

Wegen ihrer guten Wirkungen und der zahlreichen wissenschaftlichen Belege dafür ist die AT-Grundstufe auch (neben dem Entspannungsverfahren der Progressiven Relaxation) schon lange von den Krankenkassen als sogenanntes „Richtlinienverfahren" für die Behandlung von Krankheiten und zudem als eine Methode der psychosomatischen Grundversorgung anerkannt. Entsprechendes gilt für präventive Angebote von AT-Kursen, deren Kosten von den Krankenkassen im Rahmen ihrer Aufgaben in der Gesundheitsvorsorge dann übernommen werden, wenn die Kursleitung eine durch die Krankenkassen anerkannte Zusatzqualifikation nachweist.

## 1.3 Wie funktioniert das Autogene Training?

### Körperhaltung im Training

Die Übungen des Autogenen Trainings werden in einer bestimmten sitzenden, nach einiger Trainingserfahrung auch in einer liegenden Körperhaltung, durchgeführt. Nach erfolgreichem Erwerb kann das Autogene Training später auch in alltagstauglichen sitzenden und sogar angelehnt-stehenden Körperhaltungen durchgeführt werden. Grundgedanke der Methode ist, dass beim Training (also in der Lernphase) in einer möglichst günstigen Körperhaltung bei völligem Schweigen eine gedankliche (innere) Konzentration auf die Formelvorsätze stattfindet, die verschiedene Aspekte der körperlichen und psychischen Entspannung ansprechen. Für das schnelle und effektive Lernen des Autogenen Trainings ist es hilfreich, wenn die Körperhaltung und das Vorgehen in der Trainingsphase immer gleichartig sind. Dadurch tritt eine Automatisierung zu einer Entspannungsroutine auf, die die breite Anwendung des Autogenen Trainings in unterschiedlichen Lebenssituationen im Alltag gestattet.

## „Inneres Sprechen" der Formelvorsätze

Wichtig ist von Beginn des Trainings an, dass die bzw. der Übende sich ganz auf sich selbst bezieht („nach innen wendet"), sich selbst ruhig die Formelvorsätze wiederholt und immer wieder vorsagt (inneres Sprechen) und dabei innerlich vor Augen führt. Im AT-Einführungskurs wird die Kursleitung anfangs die einzelnen Formelvorsätze (mit längeren Pausen zwischen den Ansagen) vorsprechen, um allen Teilnehmerinnen und Teilnehmern einen Rhythmus vorzugeben und die Gruppe gemeinsam durch die Übungen zu begleiten. Im Verlauf des Kurses wird dieses Ansagen der Formelvorsätze zurückgenommen. In den Gruppenübungen sollten die Ansagen der Kursleitung immer nur als ein zeitlicher Orientierungsrahmen dienen.

## Selbsthilfe und Selbstständigkeit

Im Vordergrund steht beim Lernen des Autogenen Trainings von Anfang an die Konzentration auf die eigene Person und das innere Vorsprechen der Formelvorsätze jeder einzelnen Teilnehmerin und jedes einzelnen Teilnehmers. AT-Einführungen erfolgen nach den Regeln der eigenverantwortlichen und freiwilligen Teilnahme, setzen dabei die Kooperationsbereitschaft der Teilnehmerinnen und Teilnehmer voraus. Die Methode wird selbstständig trainiert. Die Kursleitung gibt Anleitungen, Hinweise sowie Ratschläge und steht selbstverständlich für die Beratung zur Verfügung, nimmt aber keinerlei direkte Einflüsse (oder gar Manipulationen) vor. Nur dadurch kann das Autogene Training später ohne jede fremde, äußere Hilfestellung (durch die Kursleitung, durch Ton-Aufnahmen o. Ä.) in vielen alltäglichen Lebenssituationen angewendet werden. Das Autogene Training ist eine Selbsthilfetechnik, die Sie von äußeren Bedingungen und Hilfen unabhängiger macht.

**Zusammenfassung:**

- Das Autogene Training (AT) wurde als Methode der konzentrativen Selbstentspannung in den 1920er Jahren von dem Berliner Arzt Johannes Heinrich Schultz entwickelt.
- Das Autogene Training fand als Selbsthilfetechnik zur Verhinderung und zur Behandlung von Krankheiten schnell eine internationale Verbreitung und ist in seinen positiven Wirkungen durch eine Vielzahl wissenschaftlicher Untersuchungsbefunde abgesichert.
- Der Begriff des Autogenen Trainings geht auf die griechischen Worte „autos" (Selbst) und „gen" (erzeugen, ausbilden; auch üben) zurück und verweist darauf, dass – ähnlich wie beim Sport – in der Trainingsphase ein systematisches, regelmäßiges Üben Voraussetzung für die positiven Wirkungen und Lernerfolge ist.
- Im Unterschied zum sportlichen Training, bei dem häufig ein „eiserner Wille" notwendig ist, kann die mit dem Autogenen Training angestrebte Verbesserung der Entspannungs- und Erholungsfähigkeiten aber nicht erzwungen werden – notwendig ist vielmehr eine gelassene Grundeinstellung ohne Leistungsdruck sowie etwas Geduld in der Trainingsphase.
- Das Autogene Training wird durch die systematische und wiederholte Vorstellung von Formelvorsätzen, auf die man sich durch inneres Sprechen konzentriert, in einer bestimmten Körperhaltung trainiert.
- Die Methode des Autogenen Trainings hat als Anwendung der Selbstsuggestion in ihren positiven Wirkungen nichts mit Einbildung oder Selbstbetrug zu tun – seine positiven Wirkungen sind wissenschaftlich anhand objektiver, psychophysiologischer Entspannungsmaße nachgewiesen.
- In der Grundstufe des Autogenen Trainings werden sieben Formelvorsätze der Reihe nach angewandt und trainiert.
- Um das Autogene Training erfolgreich zu lernen, ist es unabdingbar, dass auch außerhalb des Einführungskurses täglich wenigstens zweimal (besser drei- oder viermal) die jeweils gelernte Übung allein durchgeführt wird – nur dadurch sind zügige Trainingserfolge und die Verfestigung des Autogenen Trainings zu erwarten.

# 2 Die Körperhaltung beim Üben

## 2.1 Die Droschkenkutscherhaltung

Ausgangspunkt der Übungen des Autogenen Trainings ist eine möglichst entspannte Körperhaltung, die aber später eventuell auch in möglichst vielen Lebenssituationen (ohne damit allzu sehr aufzufallen) eingenommen werden kann. Johannes Heinrich Schultz, der Begründer der Methode, hat sich die *Standardhaltung*, die man während der Lern- und Trainingsphase beim Üben einnimmt, von den Droschkenkutschern in Berlin aus der Zeit nach der Jahrhundertwende abgeschaut. In den Pausen zwischen zwei Fahrten erholten sich die Kutscher auf dem Kutschbock sitzend in einer ganz bestimmten, leicht gebeugten Körperhaltung, der sogenannten *Droschkenkutscherhaltung*.

**Merke:**

Die Droschkenkutscherhaltung ermöglicht für eine sitzende Position eine nahezu optimale Entspannung der meisten Muskeln. Diese Droschkenkutscherhaltung wird zu Beginn einer Übung während der Trainingsphase und wenn es möglich ist, auch in späteren Anwendungen in ganz systematischer und bewusster Form eingenommen. Dies führt mit der Zeit schon allein zu einer gewissen körperlichen Entspannung, einer Ruhetönung und damit zu positiven Wirkungen.

### Geeignete Sitzgelegenheiten

Für das Einnehmen dieser Droschkenkutscherhaltung ist lediglich ein gewöhnlicher Stuhl (möglichst ohne Polsterung und ohne Armlehnen) notwendig, bei dem bei normalem Sitzen die Füße flach auf dem Fußboden stehen. Gegebenenfalls sollte von besonders kleinen oder großen Menschen am Anfang ein in der Höhe verstellbarer Stuhl verwendet werden. Ein Hocker o. Ä. tut es auch, da keine Rückenlehne benötigt wird.

Beim Lernen des Autogenen Trainings sollte kein Sessel o. Ä. verwendet werden. Später können natürlich auch andere Sitzgelegenheiten benutzt werden. Nachdem Sie das Autogene Training in der sitzenden Position beherrschen, können Sie es dann auch (und häufig leichter) in liegender Haltung anwenden (etwa als Einschlafhilfe). Darauf wird weiter unten noch eingegangen werden. Zunächst ist aber zu betonen, dass es besser ist, zu Beginn nicht im Liegen zu üben, da man dabei zwar u. U. schneller Effekte spürt, die sich jedoch zumeist nicht – auch nicht im Laufe der Zeit – in sitzender Haltung zeigen. Die Übertragung des Lernens des Autogenen Trainings von einer liegenden Position auf eine sitzende Position ist für viele schwierig und gelingt nur wenigen Menschen. Es ist dabei vor allem zu bedenken, dass Sie sich so sehr, sehr viele Einsatz- und Anwendungsmöglichkeiten des Autogenen Trainings (überall da, wo man nicht ohne Weiteres liegen kann) selbst nehmen. Die Generalisierung von der Droschkenkutscherhaltung zur liegenden Körperhaltung ist dagegen gar kein Problem und fällt allen Menschen sehr leicht.

## Geeignete Kleidung

Bei der Anwendung des Autogenen Trainings sollte der Körper nicht durch unbequeme oder enge Kleidung belastet sein. Gegebenenfalls sollten Gürtel gelockert, Knöpfe oder Reißverschlüsse (an Hose oder Rock), die Krawatte, der Hemd-/Blusenknopf etc. etwas geöffnet werden, so dass die Atmung nicht beengt wird und die Sitzposition möglichst bequem ist. Normalerweise als „bequem" angesehene Kleidungsstücke erweisen sich im Zustand der Entspannung manchmal als wenig komfortabel und als unangenehm – solche Sachen sollte man nach Möglichkeit (zumindest in der Trainingsphase) nicht tragen (auch wenn sie vielleicht sehr schick sind). Brillen können vor einer Übung abgenommen werden, da sie nicht benötigt werden, dafür aber durch – ansonsten vielleicht gar nicht gespürte – Druckstellen o. Ä. von der Konzentration auf die Formelvorsätze ablenken können. Das Gleiche gilt ebenfalls, wenn sie stören, für Hörgeräte. Problematisch können allenfalls Kontaktlinsen werden, da sich das Einsetzen und Ablegen häufig komplizierter gestaltet. Sollten während der Übungen bei Kontaktlinsenträgerinnen bzw. -trägern zunächst unangenehme Augenreizungen auftreten, so ist – zumindest für die Lernphase und die häuslichen Übungen – zu empfehlen, ohne Kontaktlinsen zu üben.

## Merksätze für das Einnehmen der Droschkenkutscherhaltung

Die Droschkenkutscherhaltung sollte ganz systematisch, d. h. immer in der gleichen Art und Weise bewusst unter Anwendung der folgenden Merksätze eingenommen werden. Zur Erläuterung sind die einzelnen Schritte, die beim Einnehmen der Körperhaltung auf jeden Fall zu beachten sind, in Abbildungen grafisch dargestellt. Fünf Schritte sollten beim Einnehmen der Körperhaltung beachtet werden:

**1. Einstellung der Beine**

Man rutscht auf dem Stuhl etwas nach vorne (weg von der Rückenlehne), setzt sich normal (mit geradem Rückgrat) auf den Stuhl, stellt die Beine auseinander („Beine breit"), Unter- und Oberschenkel bilden einen rechten Winkel, die Füße stehen flach auf dem Boden (siehe Abbildung 1).

**2. Oberkörper aufrichten, Arme hängen lassen**

Man setzt sich (im Oberkörper) ganz gerade und lässt die Arme seitlich hängen und leicht pendeln (siehe Abbildung 2).

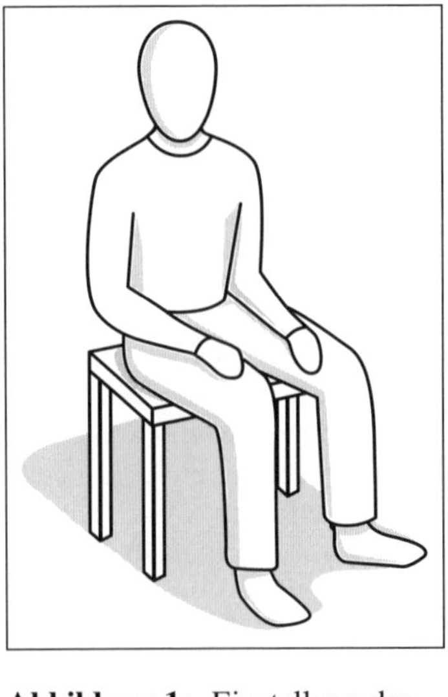

**Abbildung 1:** Einstellung der Beine

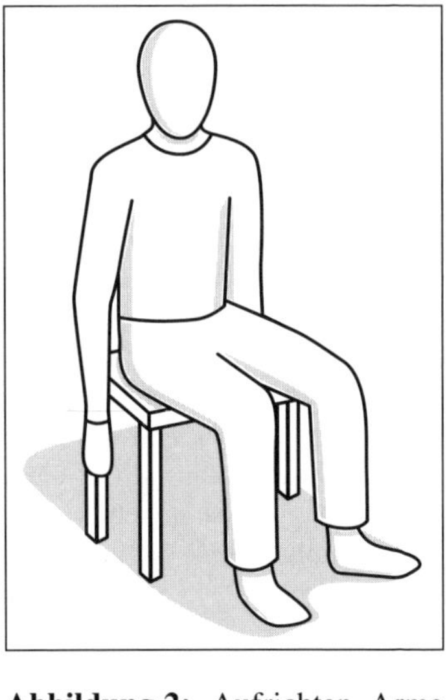

**Abbildung 2:** Aufrichten, Arme hängen lassen

**3. Im Oberkörper zusammensinken, Augen schließen**

Man knickt im Oberkörper leicht und langsam (nach vorne) ein, sinkt also etwas in sich zusammen, achtet dabei darauf, dass der Kopf nicht zu weit nach unten hängt und der Nacken nicht überstreckt wird, und schließt (spätestens hier) die Augen oder fixiert zunächst einen Punkt auf dem Fußboden (siehe Abbildung 3).

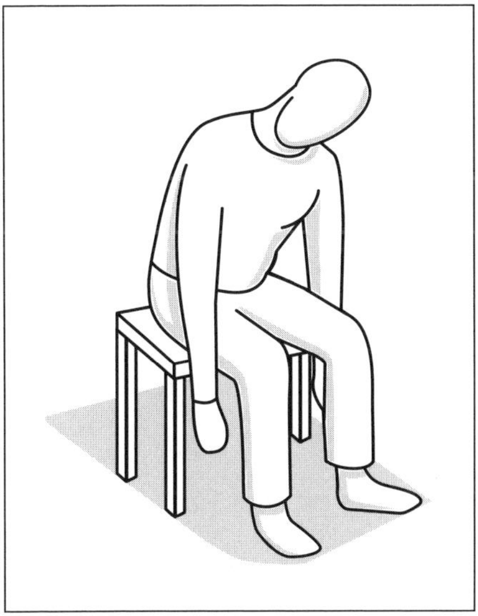

**Abbildung 3:** In sich zusammensinken

**4. Mit dem Oberkörper pendeln (auspendeln), den Ruhepunkt finden**

Mit hängenden Armen und geschlossenen Augen pendelt man leicht mit dem Oberkörper (hin und her, also von links nach rechts und zurück sowie von vorne nach hinten und zurück), kreist leicht um die Körperachse und sucht den Ruhepunkt in der Körpermitte/über der Körperachse (siehe Abbildung 4). Die Ruhepunkt-Haltung behält man bei (siehe Abbildung 5).

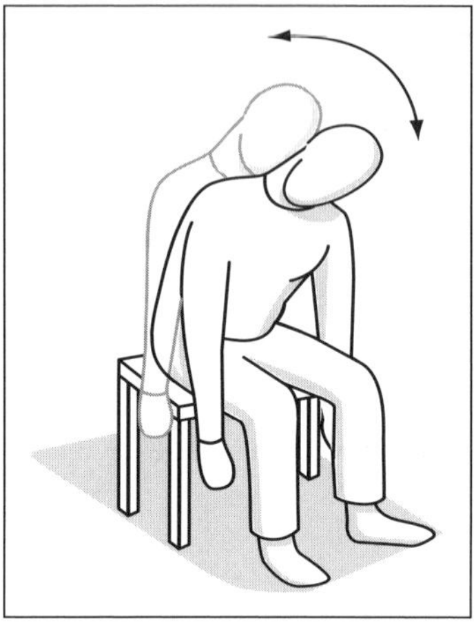

**Abbildung 4:** Mit dem Oberkörper einpendeln

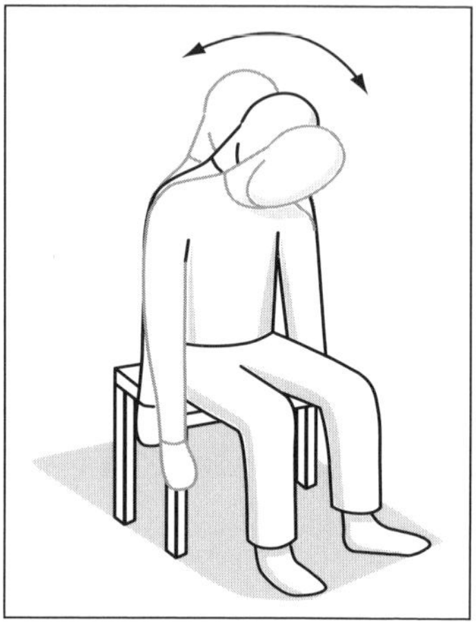

**Abbildung 5:** Den Ruhepunkt finden

**5. Unterarme auf die Oberschenkel**

Man legt die Unterarme so auf die Oberschenkel, dass sich weder die Hände berühren, noch dass die Handflächen die Oberschenkel berühren. Die Hände sind leicht geöffnet (also weder ganz gestreckt noch zu Fäusten geballt), und die Handflächen zeigen entweder nach unten oder nach oben (siehe Abbildung 6).

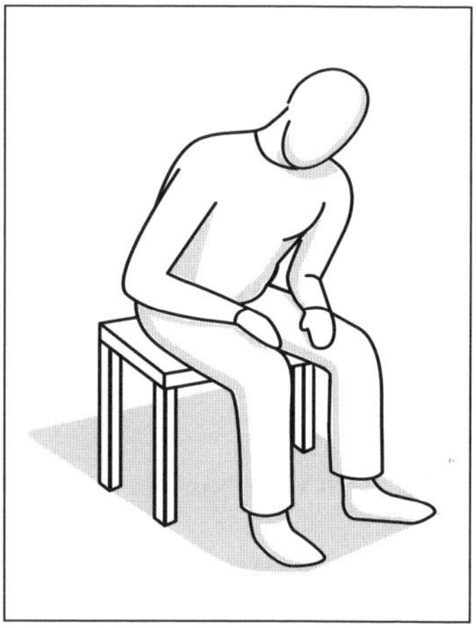

**Abbildung 6:** Arme auf den Oberschenkeln ablegen

## 2.2 Besonderheiten bei körperlichen Beschwerden

### Muskuläre Verspannungen

Wenn Sie beim Einnehmen dieser Körperhaltung Muskelverspannungen oder gar Muskelschmerzen verspüren, sollten Sie unterbrechen und zunächst versuchen, die jeweiligen Muskelgruppen gezielt einzeln zwei- bis dreimal kurz (jeweils etwa 3 bis 6 Sekunden) anzuspannen (aber nicht zu verkrampfen) und länger zu entspannen (jeweils etwa 15 bis 20 Sekunden). So können etwa bei Rückenverspannungen die Schultern einmal kurz und leicht angespannt (Schultern Richtung Ohren hochziehen) und dann länger losgelassen, also ganz gezielt und bewusst entspannt werden. Dies kann zwei- oder dreimal mit der betroffenen Körperpartie wiederholt werden. Durch diese sogenannte progressive muskuläre Entspannung können einzelne Körper- und Muskelpartien gezielt gelockert werden. In Ihrem AT-Einführungskurs werden Ihnen dazu ggf. Hilfestellungen durch die Kursleitung gegeben. Das Gleiche gilt für das Lernen der Droschkenkutscherhaltung und für Korrekturen Ihrer Körperhaltung beim Üben.

### Rückenschmerzen

Wenn vor dem Üben des Autogenen Trainings Muskel- oder Gelenkschmerzen (etwa aufgrund kürzlicher Belastungen des Körpers durch ungünstige Haltungen) bestehen, so ist nicht zu erwarten, dass diese Schmerzen durch das Autogene Training sofort und ohne Weiteres verschwinden. Hier hilft eher die gezielte progressive muskuläre Entspannung, wenn möglich ein warmes Bad oder – noch besser – eine Massage der betroffenen Körperregionen. Während der Übungen des Autogenen Trainings sollten auf keinen Fall Muskel- oder Körperschmerzen entstehen. Verspüren Sie Muskelverspannungen oder -verkrampfungen während einer Übung, so ist es wichtig, dass Sie Ihre Haltung kurz korrigieren (d. h. bei weitgehend gleichbleibender Körperhaltung und geschlossenen Augen) ohne dadurch die Übung abzubrechen. Nach der Haltungskorrektur konzentrieren Sie sich sofort wieder auf den jeweiligen Formelvorsatz.

### Wirbelsäulenerkrankungen

Falls bei Ihnen akute oder chronische Belastungen oder Erkrankungen der Wirbelsäule vorliegen, kann zunächst die Droschkenkutscherhaltung so variiert werden, dass Sie beim Einnehmen der Droschkenkutscherhaltung (im ersten

Schritt) auf dem Stuhl nicht nach vorne, sondern nach hinten rutschen und so den unteren Teil Ihres Rückens an der Rückenlehne abstützen. Falls auch dies nicht ausreicht, sind AT-Übungen bereits in der Trainingsphase im Liegen oder im angelehnten Stehen zu empfehlen. In einem solchen Fall sollten Sie mit Ihrer Kursleiterin oder Ihrem Kursleiter sprechen.

**Tipp: AT-Übungen im angelehnten Stehen**

Vor allem bei chronischen Rückenschmerzen und Wirbelsäulenerkrankungen kann das Autogene Training auch im *angelehnten Stehen* durchgeführt werden. Man stellt sich dazu mit leicht gespreizten Beinen mit dem Rücken an eine Wand oder einen Baum, wobei die Schultern bzw. die obere Rückenpartie und ggf. zunächst auch der Hinterkopf an der Wand/dem Baum ruhen. Die Füße sind flach auf dem Bogen, die Arme hängen leicht gebogen an den Körperseiten. Die Hände sind leicht geöffnet. Die Augen sollten geschlossen werden, können aber auch geöffnet sein und einen nahe liegenden Punkt fixieren.

## 2.3 Für Fortgeschrittene: Liegende Körperhaltung

Erst nachdem Sie in Ihrem Einführungskurs alle sieben Formelvorsätze kennengelernt und angewendet haben, sollten Sie damit beginnen, das Autogene Training hin und wieder (aber nicht ausschließlich) auch im Liegen anzuwenden. Am günstigsten dafür ist eine harte Matratze ohne Kuhlen oder eine Decke bzw. Matte auf dem Boden.

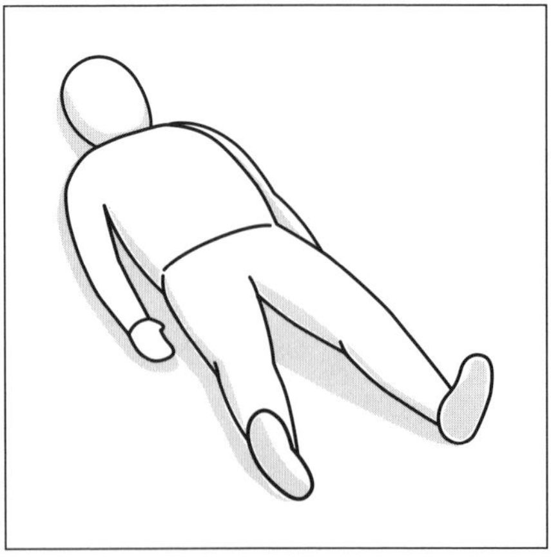

**Abbildung 7:**
Körperhaltung bei der Entspannungsübung im Liegen

Bei der Körperhaltung im Liegen (siehe Abbildung 7) sollten folgende Punkte beachtet werden:

- Man legt sich flach auf den Rücken und benutzt kein Kopfkissen (allenfalls eine flache Stütze oder ein kleines Kissen unter dem Genick, ein gerolltes Handtuch tut es auch),
- die Arme liegen leicht nach außen angewinkelt neben dem Körper, ohne dass die Hände die Oberschenkel direkt berühren,
- die Beine sind locker gestreckt und leicht geöffnet, so dass die Fußspitzen locker nach außen fallen,
- die Augen sind geschlossen.

**Tipp: Autogenes Training als Einschlafhilfe**

Wenn Sie das Autogene Training als *Einschlafhilfe* benutzen wollen, führen Sie die Übung in dieser Haltung durch. Je nach Raumtemperatur ist man dabei zugedeckt oder nicht. Auf die siebte (und letzte) Formel („Stirnübung", siehe dazu Kapitel 4) und das „Herausnehmen" aus der Übung wird verzichtet. Nach Abschluss der Übung dreht man sich in die jeweils bevorzugte Einschlaf- oder Schlafhaltung, schnappt sich ggf. das (häufig auf eine bestimmte Art und Weise geknickte) Kopfkissen und schläft in Seiten- oder Bauchlage ... Schläft man nicht ein, so kann die Übung nach einer Weile in der beschriebenen Rückenlage wiederholt werden.

# 3 Der Ablauf der Übungen und das Zurücknehmen

## 3.1 Das Zurücknehmen

Ebenso wie das Einnehmen der Droschkenkutscherhaltung zu Beginn einer AT-Übung ist auch die Beendigung der Übung (die Rücknahme) in einer systematischen, standardisierten und bewussten Art und Weise vorzunehmen. Körper und Psyche müssen ja nach der Entspannung – ähnlich wie nach dem Schlafen – wieder auf den Wachzustand eingestellt, „wachgerüttelt" werden. Auf dieses Zurücknehmen wird nur dann verzichtet, wenn man das Autogene Training als Einschlafhilfe nutzt.

Damit das Zurücknehmen vom Körper im Laufe des Einstiegskurses automatisiert werden kann, sollte immer (d. h. auch außerhalb und nach Ende des Kurses) die gleiche Abfolge der folgenden Anweisungen eingehalten werden. Kurze Merksätze für diese systematische Rücknahme sind folgende:

**Merksätze für die Rücknahme**

**1. Fäuste ballen! Arme strecken (Arme fest)!**
Die Hände werden mehrmals zu Fäusten geballt und wieder geöffnet, die Arme werden mehrmals kräftig gestreckt und gebeugt. Der Oberkörper wird aufgerichtet. Dadurch werden Muskelanspannung und Durchblutung wieder verstärkt.

**2. Tief atmen!**
Es wird zwei- bis dreimal tief und hörbar ein- und ausgeatmet. Der Kreislauf wird weiter auf Trapp gebracht.

**3. Augen auf!**
Die Augen werden geöffnet, ggf. leicht gerieben.

### Rücknahmeroutine aufbauen

Der Ablauf des Zurücknehmens aus einer AT-Übung ist also sehr ähnlich zu dem Verhalten, das viele Menschen nach dem Erwachen zeigen. Andere Verhaltensweisen (wie etwa Kniebeugen oder andere kurze gymnastische Übungen, am besten am offenen Fenster) können natürlich nach einer AT-Übung zusätzlich eingesetzt werden. Wichtig ist, dass die Rücknahme in systematischer, bewusster Form nach jeder Übung gleichartig geschieht, so dass der Körper die Umstellung von der Entspannung auf den leistungsbereiten Wachzustand mit der Zeit automatisiert. Dieses Vorgehen empfiehlt sich übrigens auch bei Menschen, die morgens nach dem Erwachen „Anlaufschwierigkeiten" haben, allgemein. Verzichtet wird auf diese Rücknahme-Routine nur, wenn Sie das Autogene Training vor dem Einschlafen anwenden.

## 3.2 Das Üben unter Anleitung

In Einführungskursen zum Autogenen Training werden die Übungen in der Regel gemeinsam in der Kleingruppe durchgeführt, was nach allen Erfahrungen für das Lernen dieser Methode der Selbstentspannung am günstigsten ist. Nach einer gegenseitigen Vorstellung der Kursteilnehmerinnen und -teilnehmer, einer allgemeinen Einführung in die Methode des Autogenen Trainings sowie Einweisungen in die Droschkenkutscherhaltung und in das Zurücknehmen wird sich der Ablauf der Gruppensitzungen immer ähnlich gestalten.

### Einführung der Formelvorsätze und gemeinsames Üben

In jeder Gruppensitzung werden jeweils zunächst ein oder zwei Formelvorsätze vorgestellt und erläutert, wobei Sie bei Unklarheiten sofort nachfragen sollten. Dann wird die Droschkenkutscherhaltung (gemeinsam) eingenommen, die Körperhaltung wird ggf. korrigiert, und die Kursleitung führt die Gruppe durch wiederholtes Ansagen der bislang kennengelernten Formelvorsätze durch die Übung bis zum gemeinsamen Zurücknehmen. Die Ansagen der Formelvorsätze durch die Kursleitung erfolgen mit langen Sprechpausen, in denen Sie sich selbst auf die jeweilige Formel konzentrieren, sich die Formel also immer wieder innerlich (leise) vorsagen.

### Feedback, Rundgespräch

Nach dem Zurücknehmen folgt in der Regel ein Rundgespräch in der Gruppe, bei dem jede Teilnehmerin und jeder Teilnehmer zu Wort kommen sollte. Dieses Rundgespräch in der Gruppe dient mehreren Zielen. Zunächst gibt es allen Teilnehmerinnen und Teilnehmern immer wieder Gelegenheit, Fragen, die sich auf das Autogene Training und seine Anwendung beziehen, zu stellen. Gleichzeitig vermittelt das Rundgespräch allen Teilnehmerinnen und Teilnehmern Informationen über die Erfahrungen, die Einzelne beim Üben in der Gruppe und zu Hause gemacht haben. Die Kursteilnehmerinnen und -teilnehmer können dadurch sehr viel voneinander, d. h. auch unabhängig von der Kursleitung, lernen. Alle Erfahrungen haben gezeigt, dass das Autogene Training in einer offenen und angenehmen Gruppenatmosphäre am besten gelernt wird; auch dazu trägt das Rundgespräch, bei dem sowohl eigene Probleme als auch Fortschritte offen ausgesprochen werden sollten, bei. Für das Rundgespräch gilt nur eine Regel, nämlich die, dass jede Kursteilnehmerin und jeder Kursteilnehmer (der Reihe nach) zu Wort kommen sollte. Fragen, ergänzende Anmerkungen, Diskussionsbeiträge etc. sind dabei natürlich allen Teilnehmerinnen und Teilnehmern ebenso wie der Kursleitung nicht nur gestattet, sondern erwünscht.

Im Verlauf eines Einführungskurses zum Autogenen Training werden Sie auf diese Weise mit der gesamten Grundstufe des Autogene Trainings, die aus sieben Formelvorsätzen besteht, vertraut gemacht. Bei den letzten Gruppensitzungen werden die Übungen in ihrer vollständigen Form, d. h. so, wie Sie sie auch später anwenden sollten, durchgeführt. Dabei kann dann auch eingegangen werden auf

- spezielle AT-Anwendungen, etwa bei bestimmten Erkrankungen oder in den Bereichen des Sports, der Belastungen in Ausbildung und Beruf, der Vorbereitung auf Prüfungen, des Lernens und sinnvoller Lernstrategien etc.,
- die Verwendung zusätzlicher individueller (personalisierter) formelhafter Vorsätze (siehe hierzu auch Kapitel 6) und
- sehr kurze Anwendungsmöglichkeiten des Autogenen Trainings (siehe hierzu auch Kapitel 5).

## 3.3 Hausaufgaben: Allein trainieren

### Wie oft üben?

Zielsetzung von AT-Einführungskursen ist, dass Sie lernen, das Autogene Training selbstständig und ohne Hilfen in verschiedensten Situationen anzuwenden. Dazu ist Ihre aktive Mitarbeit nicht nur im Kurs, sondern auch zu Hause (und an anderen Orten) unbedingt notwendig. Sie sollten die jeweils in der Sitzung gelernten Übungen zu Hause wenigstens zweimal pro Tag (besser ist drei- bis viermal) allein durchführen. Der *Zeitaufwand dafür ist mit etwa drei bis fünf Minuten pro Übung* gering und sollte in der Trainingsphase zunächst zehn Minuten auf keinen Fall überschreiten. Falls Sie den Zeitrahmen von maximal zehn Minuten wiederholt überschreiten, sollten Sie sich einen Wecker auf fünf Minuten stellen, um die Übungsdauer selbstständig zunächst auf diese Zeitspanne zu beschränken. Bedenken Sie, dass es darum geht, eine effiziente und effektive Selbsthilfetechnik durch systematisches, regelmäßiges Trainieren zu lernen. Dies können Sie nur allein mit etwas Selbstdisziplin leisten. Im Einführungskurs können Sie dabei durch die Kursleitung nur Anleitungen, Rat und Hilfestellungen bei auftauchenden Problemen bekommen – nicht mehr, aber auch nicht weniger.

**Merke:**

*Sie lernen mit dem Autogenen Training etwas für sich selbst durch sich selbst* und nicht – wie so oft im Leben – etwas für sich (oder auch für andere) durch andere.

## Wo allein üben?

Sie sollten also diese „Hausaufgaben" während der Kursteilnahme ernst nehmen und als selbstgestellte Aufgaben regelmäßig die Übungen wenigstens zweimal täglich realisieren. Dabei sollten Sie in der Anfangsphase dafür sorgen, dass Sie während der Übung möglichst ungestört sind (Telefon leise stellen oder abstellen, ggf. Zettel „Nicht stören!" an die Tür hängen, Mitbewohner um Rücksicht bitten, keine Musik, kein Radio oder Fernsehen nebenbei laufen lassen etc.). Am günstigsten ist es, zunächst in der gewohnten Umgebung zu Hause mit diesen selbstständigen AT-Übungen zu beginnen.

Mit zunehmender Trainingserfahrung können Sie die AT-Übungen aber auch an anderen Orten durchführen: zunächst an solchen Orten und in solchen Situationen, in denen Sie sich ungestört und unbeobachtet fühlen. Mit der Zeit dann auch in öffentlichen Situationen, bei denen Sie sich ggf. der Droschkenkutscherhaltung nur etwas annähern und ggf. auch darauf verzichten, die Augen zu schließen (und stattdessen einen Punkt auf dem Fußboden fixieren). Gut geeignet sind etwa öffentliche Busse und Bahnen, Wartesituationen (etwa in Wartezimmern), Bibliotheken etc., aber auch die freie Natur (wenn eine

Bank oder ein Baumstumpf da ist). Gegen Ende des Einführungskurses in das Autogene Training sollten Sie damit beginnen, auch in schwierigeren Anwendungssituationen (etwa wenn es laut oder unruhig ist) mit den Entspannungsübungen zu experimentieren und Erfahrungen zu machen.

## Wann allein üben?

Die Zeitpunkte für die Übungen können Sie frei wählen, wobei allerdings in der Trainingsphase eher davon abzuraten ist, das Autogene Training direkt nach dem Erwachen, kurz vor dem Einschlafen oder dann, wenn man sehr müde ist, anzuwenden. Besser geeignete Übungszeitpunkte sind etwa

- die Zeit nach dem Frühstück (bevor Sie das Haus verlassen oder die Arbeit aufnehmen),
- eine kurze Pause während des Vormittags oder vor dem Mittagessen,
- die Zeit nach dem Mittagessen,
- der spätere Nachmittag oder auch
- die Zeit, wenn Sie nach Hause gekommen sind und später am gleichen Abend noch etwas vorhaben.

**Tipp:**

Am günstigsten ist es, wenn Sie Ihre Übungszeiten über den ganzen Tag verteilen, sich damit in Ihrem Tagesablauf Nischen für sich selbst und Erholungspausen schaffen. Sehr sinnvoll ist die Verwendung eines Termin- oder Protokollzettels für die AT-Übungen oder auch die Eintragung von konkreten Übungszeitpunkten in den Terminkalender. Allgemein günstig ist es auch, Arbeits- und Lernpausen mit einer anderen, alternativen Tätigkeit zu füllen – dafür sind Entspannungsübungen besonders gut geeignet, da Sie dadurch neue Kräfte für die Arbeit oder das Lernen schöpfen.

## Routine aufbauen: Tun Sie etwas Gutes für sich!

Ebenso wie Sie mehrmals täglich essen und trinken, Ihre Zähne putzen, Ihre Haare kämmen, die Hände waschen etc. – also Ihrem Körper Gutes tun –, sollten Sie sich mehrmals täglich – zumindest in der Trainingsphase – die Zeit für das Autogene Training gönnen, ggf. sich selbst (und anderen) die Zeit dafür nehmen.

Nehmen wir als Beispiel das Zähneputzen, das bereits in unserer Kindheit zu einer Routine geworden ist. Vergessen wird oft der dafür ursprünglich eingesetzte Lernaufwand und Lernprozess:

- Zunächst wurschtelt eine andere Person mit der Zahnbürste in unserem Mund herum (zumeist Mutter oder Vater, später ggf. ein älteres Geschwister, was u. U. weniger angenehm ist),
- dann darf die Zahnbürste mit angefasst, aber noch nicht allein geführt werden,
- dann darf allein, aber unter Aufsicht geputzt werden,
- dann heißt es nur noch „geh Zähneputzen!“, häufig mit der Nachkontrolle „Hauch mich ’mal an!“,
- schließlich wird es uns vertraut und wir haben die tägliche Routine des Zähneputzens so verinnerlicht, dass wir uns dann, wenn es aufgrund widriger Umstände (Zahnbürste oder -pasta vergessen o. Ä.) nicht möglich ist, unwohl fühlen, einen schlechten Geschmack im Mund haben o. Ä.

Das Lernen des Autogenen Trainings kann als der Aufbau einer ähnlichen Routine betrachtet werden, bei der wir nicht nur unserem Körper, sondern vor allem auch unserer Psyche etwas Gutes tun. Im Unterschied zum Lernen des Zähneputzens sind wir beim Lernen des Autogenen Trainings aber – abgesehen von der Unterstützung durch die Kursleitung – auf uns allein gestellt. Wir müssen quasi Mutter, Vater oder Geschwister ersetzen, deren Funktionen selbst übernehmen, uns im Training selbst beobachten und überwachen sowie auch etwas kontrollieren. Bereits ab der späteren Kindheit, vor allem aber im Jugend- und Erwachsenenalter stehen uns Trainerinnen und Trainer (sowie Lehrerinnen und Lehrer) beim Erwerb neuer Fertigkeiten „nur noch“ zur Seite, die eigentliche Lern- und Trainingsarbeit ist von uns selbst als aktiver, selbst gesteuerter, selbstverantwortlicher und reflexiver Mensch zu leisten.

# 4 Die Formelvorsätze der AT-Grundstufe

Im Folgenden werden die sieben Formelvorsätze der sogenannten Grundstufe des Autogenen Trainings, auf die sich dieses Übungsprogramm weitgehend beschränkt, kurz eingeführt. Die sieben Formelvorsätze bauen aufeinander auf, und ihre Reihenfolge sollte weder in der Trainingsphase noch bei Anwendungen ohne Rücksprache mit der Kursleitung verändert werden.

## Inneres Sprechen und Übungsdauer

Jede Formel wird innerlich wiederholt angesprochen (inneres Sprechen). Die gedankliche Konzentration auf jede neu eingeführte Formel soll in der Trainingsphase, in der dies von der Kursleitung gesteuert wird, zunächst etwa ein bis zwei Minuten anhalten, wobei neben dem Wortlaut der Formel auch ruhige, statische (also unbewegte) Bildvorstellungen im Zentrum der Aufmerksamkeit stehen können. Nach einiger Trainingserfahrung wird die Zeit der Konzentration auf die schon bekannten Formelvorsätze auf jeweils 30 bis 45 Sekunden reduziert. Am Ende des Einführungskurses resultiert daraus eine gesamte Übungszeit zwischen ca. 3'50 Minuten und ca. 5'25 Minuten. Zur Demonstration wird in den meisten Einführungen zum Autogenen Training auch mit deutlich kürzeren und auch mit längeren Übungszeiten experimentiert.

| **Wortlaut und Abfolge der AT-Formeln** |
|---|
| 1. Ich bin ganz ruhig – Ruhe |
| 2. Der rechte (linke) Arm ist schwer – Schwere |
| 3. Der rechte (linke) Arm ist warm – Wärme |
| 4. Die Atmung ist ruhig – Es atmet mich |
| 5. Das Herz schlägt ruhig und regelmäßig |
| 6. Das Sonnengeflecht (der Leib) ist strömend warm |
| 7. Die Stirn ist angenehm kühl |

Auf den folgenden Seiten wird jede dieser AT-Formeln einzeln vorgestellt sowie zum Vor- und Nachlesen in ihrer Bedeutung, ihrem Nutzen und ihrer Anwendung erläutert.

## 4.1 Die Ruhetönung

### Distanzierung vom Alltag

Der erste Vorsatz geht von der Ruhe des Körpers in der Droschkenkutscherhaltung aus und weitet diese Ruhe auf die ganze Person aus. Angestrebt wird eine persönliche Distanzierung vom Alltag, der für die Zeit der AT-Übung ausgeblendet werden soll. Diese als Ruhetönung bezeichnete Einstimmung auf die Übung basiert auf dem folgenden Vorsatz:

Ich bin ganz ruhig – Ruhe

Ebenso wie die anderen Formelvorsätze soll diese Übungsformel wie ein monotones innerliches Tonband ablaufen. Andere Gedanken, Wahrnehmungen und Einfälle werden einfach dadurch ignoriert, dass die bzw. der Übende sich immer wieder auf diese Formel „Ich bin ganz ruhig – Ruhe" konzentriert und einstellt. Lediglich Ruhebilder, die mit dieser Formel subjektiv – häufig automatisch – in Beziehung gebracht werden, sind daneben als Vorstellungsinhalt gestattet und können mit dem Wortlaut des Vorsatzes verbunden werden.

### Individueller Rhythmus

Der Übende denkt somit konsequent und fortlaufend diesen einen Satz, wobei sich natürlich durchaus individuelle Unterschiede im Rhythmus und in der Art dieses Denkens zeigen. Diese Besonderheiten im Rhythmus und in der Häufigkeit des inneren Sprechens sollten erhalten bleiben. Eine Ausnahme ist nur dann gegeben, wenn der Rhythmus und/oder die Häufigkeit von der Person selbst als unangenehm und störend (etwa hektisch) erlebt werden. Unterschiede gibt es auch in der Art des Denkens an die Formeln: Manche Menschen sagen, dass sie die Formeln einfach vor sich hin denken und im Kopf bewegen, andere meinen die Formeln innerlich „zu hören" oder sehen sie vor einem inneren Auge oder lesen sie in ihrer Vorstellung von einem sich wiederholenden, langsam rotierenden Schriftband ab.

### Umgang mit gedanklichem Abschweifen

Ebenso wie bei allen AT-Vorsatzformeln wird es hin und wieder passieren, dass Ihre Gedanken vom inneren Sprechen dieses Vorsatzes aufgrund von äußeren Störungen (wie etwa Geräusche) oder aufgrund anderer Gedanken abschweifen. Dann, wenn Sie merken, dass sich Ihre Gedanken von der Konzentration auf den Vorsatz „Ich bin ganz ruhig – Ruhe" entfernt haben, nehmen Sie das gelassen zur Kenntnis und als Anlass für eine erneute Konzentration auf den Vorsatz bzw. die AT-Formel. Das wiederholen Sie (durch inneres Sprechen) so oft wie notwendig. Genauso verfahren Sie bei störenden Geräuschen. Sie werden sehen, dass diese eventuell auftauchende Anfangsschwierigkeit mit zunehmender Übungserfahrung von selbst verschwindet.

## 4.2 Die Schwereübung

### Schwere Muskeln

Entspannte Muskeln führen zu einem Gefühl der Schwere. Das weiß jeder, der einmal ein müdes oder schlafendes Kind getragen hat (Erwachsene neigen dann dazu zu sagen „Lass dich doch nicht so hängen!"). Man kennt dieses Gefühl der Schwere aber etwa auch von Beinen oder Füßen, die aufgrund einer längeren ungünstigen Lage „eingeschlafen" sind, bei denen sich also die Muskulatur ungewollt entspannt hat – das Bein oder der Fuß kribbelt nicht nur, sondern kann aufgrund seiner Schwere auch häufig nur schlecht bewegt werden.

### Dominanter Arm

In dem Formelvorsatz des Autogenen Trainings wird dieses Schweregefühl, das ja mit einer tatsächlichen Entspannung der Muskulatur verbunden ist, gezielt angesprochen. Man geht dabei – weil es so am leichtesten fällt – zunächst vom dominanten Arm aus, dessen Muskulatur geübter und sensibler für Empfindungen ist. Rechtshänder konzentrieren sich also auf ihren rechten Arm. Linkshänder sollten die Formel für sich (beim inneren Sprechen) verändern und auf den linken Arm beziehen. Für Rechtshänder lautet dieser Formelvorsatz:

Der rechte Arm ist schwer – Schwere

Die Konzentration auf diese Formel erfolgt ebenso wie bei der Ruhetönung durch das innere Sprechen, das ggf. mit einer ruhigen Bildvorstellung verbunden werden kann, aber nicht muss. Bei den ersten Anwendungen dieser Formel treten manchmal ein leichtes Kribbeln oder Wärmeempfinden, seltener Schweregefühle im dominanten Arm auf. In der Regel finden sich aber – ebenso wie bei den anderen Formelvorsätzen – bei den ersten Anwendungen kaum spontane subjektive Wirkungen. Diese treten dann nach einiger Übungspraxis auf, intensivieren sich und werden als sehr angenehm erlebt.

### Schulung der Körperwahrnehmung und Generalisierung

Da man erst lernen muss, auf diese Art und Weise mit seinem Körper umzugehen und entsprechende Effekte wahrzunehmen, ist es nicht verwunderlich, dass zunächst kaum Formelwirkungen erlebt werden. Die Sinne der meisten Menschen sind in der Regel nach außen gerichtet und für Körperempfindungen (mit Ausnahme von Schmerzen, starker Kälte oder Hitze etc., die unangenehm und daher Warnsignale des Körpers sind) weniger geschult. Das bedeutet, dass man kaum kurzfristige, spontane Effekte der Formelvorsätze bei ihren ersten Anwendungen erwarten sollte. Mit zunehmender Übungserfahrung stellen sie sich automatisch und manchmal sogar subjektiv inzwischen unerwartet ein und finden dann auch schnell eine Generalisierung. Das bedeutet, dass das Schweregefühl nicht nur für den „angesprochenen" dominanten Arm, sondern auch für den anderen Arm und – automatisch – für die Beine empfunden wird, so dass dann die gesamte Muskulatur der Extremitäten von diesem Formelvorsatz beeinflusst ist.

## 4.3 Die Wärmeübung

### Vegetatives Nervensystem: Stärkung des Parasympathikus

Die Muskelentspannung in den Armen und Beinen wird durch die Wärmeübung im Sinne der Entspannung der Blutgefäße erweitert. Bei körperlicher Entspannung kommt es zu einer Umschaltung des vegetativen Nervensystems vom Sympathikus auf den Parasympathikus. Der Parasympathikus ist für die Entspannung und Erholung des Körpers verantwortlich und weitet u. a. die *peripheren Blutgefäße*. Dadurch, dass die Blutgefäße geweitet werden, werden die Haut und die darunterliegenden Gewebe besser durchblutet. Dies führt zu einer objektiv feststellbaren Erwärmung der Hautoberfläche (je nach Ausgangszustand bis zu ca. zwei Grad Celsius), die subjektiv als Wärme oder auch leichtes Kribbeln in den Händen und/oder Füßen erlebt wird.

### Training der Blutgefäße

Obwohl das vegetative Nervensystem als „autonom" – also willentlich nicht direkt beeinflussbar – gilt, zeigen nicht nur Erfahrungen aus dem Autogenen Training, sondern auch solche aus dem Alltag, dass seine Funktionen (hier die Erweiterung der Blutgefäße) durchaus durch willentliche Bemühungen und Übung beeinflusst werden können. Ein Beispiel dafür ist etwa die trainierbare Abhärtung durch Luft- oder Wasserbäder mit wechselnder Temperatur (etwa nach Kneipp), bei der die Anpassungsleistungen der Blutgefäße erhöht und geübt werden. Bekannt ist auch die Übungsfähigkeit der Blutgefäße in der Hypnose. Die Gefäßentspannung wird im Autogenen Training durch Konzentration auf die folgende Formel angezielt:

Der rechte Arm ist warm – Wärme

Ebenso wie bei der Schwereübung ist dieser Formelvorsatz von Linkshändern beim inneren Sprechen auf den linken Arm zu beziehen. Im Regelfall zeigt sich nach einiger Erfahrung mit dieser Formel für den Ellbogen-Unterarmbereich des angesprochenen Arms eine innere, strömende Wärme, die sich bald auf den anderen Arm und die Beine sowie Füße generalisiert. Mit der Zeit gehen die Schwere- und Wärmeempfindungen auch nach und nach auf den Rumpf über. Dieser Blutgefäßerweiterung kommt eine besonders beruhigende und schlaffördernde Wirkung zu, die als sehr angenehm erlebt wird und etwa auch gegen die von manchen Menschen vor dem Einschlafen beklagten „kalten Füße" sowie gegen kalte Hände und Finger helfen kann.

## 4.4 Die Atemübung

### Flache Bauchatmung

Mit dem nächsten Formelvorsatz des Autogenen Trainings wird die Atmung, eine teils willkürliche, teils unwillkürliche Körperfunktion, angesprochen. Entspannung, Erholung und Ruhe sind ganz wesentlich durch einen ruhigen, meist flachen, aber trotzdem tiefen Atemgang (flache Bauchatmung) gekennzeichnet. Aufregung, Angst, Ärger, Schrecken etc. werden dagegen durch heftiges Atmen, das auch abgehackt und unterbrochen sein kann („mir blieb vor Ärger/Angst die Luft weg"), begleitet.

Im Autogenen Training geht es nun nicht darum, dass die Atmung in der Ruhephase absichtlich beeinflusst wird, da dies Anspannung bedeuten würde. Viele Menschen tendieren zu Beginn eines Einführungskurses dazu, mit ihrer Atmung irgendetwas zu machen, sie absichtlich (etwa im Sinne einer irgendwo gelernten Atemtechnik) zu verändern. Dies ist im Autogenen Training falsch. Während der Konzentration auf die Atemformel soll vielmehr die Atmung – so wie sie ist – als ein Bestandteil der inzwischen erreichten ruhigen Einstellung erlebt werden. Die Atmung soll sich aus der Ruhetönung heraus selbst entfalten und den Übenden tragen (wie Wasser beim Schwimmen in einer passiven Rückenlage). Dazu konzentriert man sich auf den folgenden Formelvorsatz:

Die Atmung ist ruhig – Es atmet mich

## Passives Registrieren

Insbesondere durch den zweiten Teil dieser Formel soll deutlich werden, dass es bei der Atemübung um nichts anderes als ein passives Registrieren der Atmung geht. Man registriert, wie die Luft in den Körper strömt und wie sie aus dem Körper strömt. Mit jedem Ausatmen gibt der Körper somit Anspannung ab und die Entspannung nimmt weiter zu. Probleme mit diesem Formelvorsatz treten immer dann und so lange auf, wie Sie bewusst versuchen, auf eine bestimmte Art und Weise zu atmen. Auch dann, wenn durch die Einführung der Atemformel zunächst Ihr Atemrhythmus verändert werden sollte, sollten Sie durch die wiederholte Konzentration auf den Vorsatz (insbesondere den zweiten Teil) versuchen, zu einer gelassenen Grundeinstellung der Selbstbeobachtung der Atmung zu kommen. Dabei kann – in der Trainingsphase – etwa auch das innere Wiederaufgreifen und wiederholte Einfügen der Ruhetönung „Ich bin ganz ruhig – Ruhe" in die Phase der Konzentration auf die Atemformel hilfreich sein.

## 4.5 Die Herzübung

### Einstellung auf Herz-/Pulsrhythmus

Für die Neuzeit ist eine zunehmende Konzentration des Menschen auf das Herz festzustellen. Wurde in früheren Kulturen etwa der Atem (symbolisch) als Träger der Seele verstanden, so gilt heute für viele Menschen das Herz als das Zentrum des Gefühlslebens. Dies hat sich auch etwa in Redewendungen, Schlagertiteln und Aktionsbezeichnungen niedergeschlagen: Ein Mensch hat „viel" oder „wenig" Herz; man sollte „ein Herz für Kinder, Tiere, die Umwelt etc." haben; „Herz, Schmerz und dies und das …"; „Heartbreak Hotel" etc. Viele Empfindungen sind eine „Herzenssache"; Herzschmerzen, Herzstolpern und Herzpochen („Mir schlägt das Herz bis zum Halse") sind objektive und subjektive Reaktionen auf Anstrengungen, Erregungen, Enttäuschungen etc.

Wurden in der Wärmeübung bereits Teile des vegetativen Systems (die Blutgefäße) positiv beeinflusst, so wird dies durch die Herzübung auf die zentrale Stelle des Kreislaufsystems ausgeweitet. Während der Konzentration auf die Herzformel soll ebenso wie bei der Atemformel der Herz- oder Pulsschlag – so wie er ist – als ein Bestandteil der inzwischen erreichten ruhigen Einstellung erlebt werden. Die Harmonisierung des Herzschlags soll sich aus der Ruhetönung heraus selbst entfalten. Der entsprechende Formelvorsatz lautet:

Das Herz schlägt ruhig und regelmäßig

### Passives Registrieren

Analog zur Atemübung steht bei der Herzübung das passive Registrieren der ungestörten, ruhigen und gleichmäßigen Funktion des Herzschlags im Vordergrund. Wird der Herzschlag zunächst nicht empfunden, so stellen sich doch zumeist nach einiger Übung bald Wahrnehmungen des Pulsschlages an irgendeiner Körperstelle (wie etwa dem Hals, der Schläfe, einem Handgelenk oder einem Knöchel) ein. In der Selbstwahrnehmung sind dies oftmals flüchtige Empfindungen, die einmal an dieser, dann an einer anderen Körperstelle auftreten und dann auch wieder verschwinden können. Entsteht Irritation, weil weder Herz- noch Pulsschlag empfunden werden, sollte während der Übung kurz die rechte Hand flach auf die Herzregion gelegt werden, wodurch eine direkte Empfindung entsteht. Eindrücke davon, dass das Herz bzw. der Puls bei dieser Übung schneller, lauter, unregelmäßiger o. Ä. schlägt, verschwinden in der Regel bald zugunsten einer Verstärkung der Entspannung und des Gefühls der intensiven Körperwärme. Bedingt durch die verbesserte Durchblutung der Herzkranzgefäße und des Herzmuskels kommt es zu einer vertieften Entspannung des Brustbereichs, und es wird „einem warm ums Herz".

## 4.6 Die Leibübung

### Die Körpermitte

Mit der Leibübung nähern wir uns dem Ende der Grundstufe des Autogenen Trainings. Nachdem die Extremitäten, die Atmung und das Herz durch die Konzentration auf entsprechende Formelvorsätze angesprochen wurden, fehlen noch die inneren Organe des Verdauungssystems, die Leiborgane. Zusammenhänge zwischen den Leiborganen und den Zuständen der Anspannung und Entspannung sind aus dem Alltag in großer Zahl bekannt. Man kennt Situationen oder Menschen, „die einem auf den Magen schlagen"; nicht nur Kinder „machen manchmal vor Angst in die Hose"; Sprichwörter und Werbesprüche stellen ebenfalls entsprechende Zusammenhänge her („Voller Bauch studiert nicht gerne"; „Nimm Darmol und du fühlst dich wohl") etc. Die Leib- und Verdauungsorgane werden durch die Leibübung in das Autogene Training einbezogen.

### Solar plexus

An zentraler Stelle im Oberbauch (etwa in der Mitte zwischen Bauchnabel und unterem Ende des Brustbeins in der Körpertiefe) liegt der *Solar plexus*, das Oberbauchganglion. Der Solar plexus ist eine der wichtigsten Schaltstellen des vegetativen Nervensystems und steuert die Verdauungsorgane. Die deutsche Bezeichnung des Solar plexus lautet „Sonnengeflecht". Der Formelvorsatz lautet daher:

Das Sonnengeflecht ist strömend warm

oder

Der Leib ist strömend warm

Eine dieser beiden Formelalternativen sollte regelmäßig genutzt werden. Die (zweite) Formelalternative wurde in den letzten Jahrzehnten entwickelt, weil es augenscheinlich heute mehr Menschen gibt, die – im Unterschied zu früher – mit dem Begriff des Sonnengeflechts nichts anfangen können (oder – etwa bedingt durch Aufnahmen aus der Raumfahrt oder galaktische Phantasien – zu subjektiv unangenehmen Assoziationen neigen). Dabei vermittelt der Begriff des „Sonnengeflechts" eigentlich eher als der des „Leibes" Gefühle der angenehmen, strömenden Wärme. Angezielt wird auf jeden Fall die Körpermitte. In der Regel entscheiden sich Teilnehmerinnen und Teilnehmer an Einführungen zum Autogenen Training spontan für einen der beiden Formelvorsätze. Wichtig ist dann nur, dass man auch auf Dauer dabei bleibt.

### Magengeräusche als Zeichen der Entspannung

Die mit der Leibübung angezielte Regulierung der Bauchorgane benötigt zumeist etwas mehr Übung als die anderen Formelvorsätze des Autogenen Trainings. Effekte zeigen sich in Wärmeempfindungen für den Bauch, teilweise in einer angenehmen Wärme, die von der Körpermitte ausstrahlt, manchmal auch in Gefühlen von Organbewegungen in der Bauchregion. Dies führt häufiger zu Magengrummeln, -knurren oder -gluckern, was – ebenso wie abgehende Blähungen, die bis vor einigen Jahrhunderten auch in Mitteleuropa als Anzeichen des Wohlergehens sozial positiv bewertet wurden – Anzeichen der Entspannung der Bauchorgane sein können. Durch die Aktivierung des Parasympathikus wird nämlich nicht nur die Entspannung gefördert, sondern auch die Verdauung angeregt (wie auch beim Schlafen), was zu entsprechenden Bewegungen der Organe und Därme mit den Begleitgeräuschen führt.

## 4.7 Die Stirnübung

### Mentale Vorbereitung auf die Rücknahme

Der letzte Formelvorsatz des Autogenen Trainings betrifft die Einstellung des Kopfgebiets und ist dabei zugleich für den Übenden ein Vorsignal für das Zurücknehmen. Als Ergebnis des Autogenen Trainings wird ja u. a. Erholung und eine verbesserte Konzentrations- und Leistungsfähigkeit angestrebt. Will man sich konzentrieren und leistungsfähig sein, so benötigt man einen „kühlen Kopf". Aufregung, Anspannung, Ärger und Unruhe „treiben einem das Blut in den Kopf" und reduzieren das Leistungsvermögen. Wer einmal nach anstrengender Arbeit ein warmes Bad genommen und dabei eine kühle (nicht kalte) Kompresse auf die Stirn gelegt hat, weiß um die belebende und angenehme Wirkung von Entspannung und Stirnkühle. Zum Abschluss der Übung findet daher eine Konzentration auf die Stirn mit der Betonung auf eine „angenehme Kühle" statt:

Die Stirn ist angenehm kühl

Unmittelbare Effekte dieser Formel werden am Anfang nur selten empfunden. Manchmal wird über das Gefühl eines schwachen, kühlen Lufthauchs, der die Stirn streift, berichtet. Der Wert dieses Formelvorsatzes liegt vor allem auch in seiner Signalwirkung für das baldige Ende der Übung und das Zurücknehmen sowie in der geistigen Einstellung auf den Wachzustand, in dem man frisch und leistungsbereit sein möchte. Aus diesem Grund sollte die Stirnformel dann, wenn das Autogene Training als Einschlafhilfe genutzt wird, ebenso weggelassen werden wie das Zurücknehmen.

**Merke: Stirnübung nicht bei akuten Kopfschmerzen!**

Die Stirnübung sollte dann auf jeden Fall weggelassen werden (nicht jedoch das Zurücknehmen), wenn man unter akuten Kopfschmerzen leidet und das Autogene Training einsetzen will. Durch die Konzentration auf den belasteten Kopfbereich und durch eine mögliche Verengung der Blutgefäße kann die Stirnkühleübung unter Umständen die Kopfschmerzen und womöglich auch die Symptomatik eines Migräneanfalls in der Anfangsphase verstärken. Will man das Autogene Training bei akuten Kopfschmerzen oder vor einer Migräneattacke anwenden, was oftmals durchaus sehr hilfreich ist, so sollten die ersten sechs Formelvorsätze in der dargestellten Form verwendet werden, nach einer erneuten Ruhetönung geht man dann sofort zum Zurücknehmen über.

# 5 Wie geht es nach der Einführung weiter – Alltagstaugliche Anwendungen des Autogenen Trainings

Nach Abschluss des Einführungskurses zum Autogenen Training sollten Sie noch etwa zwei bis drei Monate ganz regelmäßig zumindest einmal täglich das Autogene Training vollständig üben. Dies führt in der Regel zu einer weiteren Verfestigung des Gelernten und damit zu einer beschleunigten Automatisierung und Umstellung auf die Entspannung und Erholung, der von Johannes Heinrich Schultz sogenannten „autogenen Umschaltung".

## Vor, in und nach Belastungssituationen üben

Spätestens gegen Ende des AT-Einführungskurses bzw. nach ihrem Abschluss sollten Sie dann auch dazu übergehen, die Übungen des Autogenen Trainings vor oder in Belastungssituationen des Alltags einzusetzen – etwa

- in anstrengenden Lern- und Arbeitsphasen,
- vor Prüfungen und – ganz allgemein – vor, während und nach Stresssituationen,
- bei Aufregungen aller Art,
- vor, in und nach gefürchteten, unangenehmen Situationen,
- in Pausen auf längeren Autofahrten,
- auf Zugfahrten und im Zug kurz vor der Ankunft,
- bei Einschlaf- oder Durchschlafschwierigkeiten,
- bei Schmerzbelastungen
- etc.

Sie werden dabei merken, dass mit der Zeit eine starke *Generalisierung des Gelernten* auftritt, die es Ihnen ermöglicht, PR-Übungen in verschiedenen Situationen erfolgreich anzuwenden.

## Langfristig Üben

Um die im Einführungskurs erworbenen systematischen Entspannungsfertigkeiten nicht wieder zu verlernen, ist es notwendig, auch nach der Einführungs- und Konsolidierungsphase (also etwa drei bis vier Monate nach Beginn des

Kurses) das Autogene Training regelmäßig zu praktizieren (damit der Körper „es nicht vergisst", nicht aus der Übung, nicht aus dem Training kommt). In der Regel ist es ausreichend, wenn Sie bei Bedarf oder ganz gezielt wenigstens drei- bis fünfmal pro Monat eine vollständige Übung durchführen. Damit erhalten Sie sich die gelernten Fähigkeiten der Selbstentspannung und können sie weiterhin in Belastungssituationen und bei Bedarf einsetzen. Darüber hinaus können Sie auch die sieben gelernten Formelvorsätze des Autogenen Trainings für einige Zeit um eine achte, selbst gewählte individuelle Vorsatzbildung in Form einer Zusatzformel ergänzen. Darauf wird in Kapitel 6 kurz eingegangen.

## In Alltagssituationen üben

Die mit der Zeit auftretende starke Generalisierung des Gelernten ermöglicht es Ihnen zunehmend, in den verschiedensten Lebenssituationen und in unterschiedlichen Körperhaltungen Autogenes Training auszuüben. Die Körperhaltung kann dabei durchaus mehr oder weniger stark von der Droschkenkutscherhaltung abweichen. Man sollte sich freilich bemühen, sich der Droschkenkutscherhaltung – soweit es die Umstände und Konventionen erlauben – anzunähern. Alltagstauglicher werden AT-Übungen etwa dadurch, dass Veränderungen wie die im Folgenden beschriebenen vorgenommen werden, die die Durchführung der AT-Übung nicht sichtbar und damit sozial verträglich machen.

**Durchführung der AT-Übungen im Alltag**

- *Sitzende Körperhaltung mit Anlehnen* und – je nach Möglichkeit – etwas ausgestreckten Beinen. Eingangs wird sich (rein mental) auf die muskuläre Entspannung konzentriert, so wie auch bei der Droschkenkutscherhaltung (ohne dass diese jedoch eingenommen wird).
- *Die Augen werden nicht geschlossen*, stattdessen wird ein nahe liegender Punkt auf dem Boden oder auf dem Tisch fixiert (jedoch keine Fixierung eines weiter entfernten Objekts oder gar einer Person).
- *Rücknahme auf der Vorstellungsebene* durch bewusste, mentale (jedoch nicht sichtbare) Anspannung der Willkür-Muskulatur sowie bewusstem (jedoch nicht hör- und sichtbarem) Ein- und Ausatmen.
- Verwendung einer AT-Kurzform, in der lediglich die *Kurzformeln „Ruhe", „Schwere" und „Wärme", ggf. ergänzt durch „Atem", „Herz", „Bauch" und „Stirn"* schlagwortartig verwendet werden.

- *Zeitliche Begrenzung der AT-Übung mit den Kurzformeln* auf bis zu minimal 20 bis 30 Sekunden.
- Falls keine Sitzmöglichkeit besteht, kann das Autogene Training auch *im angelehnten Stehen* durchgeführt werden: Man stellt sich mit leicht gespreizten Beinen mit dem Rücken an eine Wand oder einen Baum, wobei die Schultern bzw. die obere Rückenpartie und ggf. auch der Kopf an der Wand/dem Baum ruhen; die Füße sind flach auf dem Bogen; die Arme hängen leicht gebogen an den Körperseiten; die Hände sind leicht geöffnet; die Augen können geschlossen werden, können aber auch – je nach Situation – geöffnet sein und einen nahe liegenden Punkt fixieren.

## Stellen der „inneren Uhr"

Eine besondere Anwendung des Autogenen Trainings vor dem Einschlafen, deren Vorschlag ebenfalls auf den Begründer der Methode selbst, Johannes Heinrich Schultz, zurückgeht, ist das sogenannte Einstellen der inneren Uhr. Wenden Sie dazu die AT-Übungen (ohne die Konzentration auf die Stirnkühle-Formel oder ohne das reaktivierende Zurücknehmen) in der in Kapitel 2.3 beschriebenen Rückenlage vor dem Einschlafen (beim Nachtschlaf oder auch bei einem kurzen Erholungsschlaf tagsüber) wie gewohnt an. Nach der Konzentration auf die letzte Formel (also die Sonnengeflecht- bzw. Leib-Formel) konzentrieren Sie sich noch einmal intensiv auf die Ruhetönung („Ich bin ganz ruhig – Ruhe") und direkt im Anschluss auf die von Ihnen gewünschte Aufwachzeit (also etwa „Um sechs Uhr wach und munter" oder „Um halb sieben wach und frisch" o. Ä.). Verwenden Sie dabei bitte möglichst runde Uhrzeiten für das Aufwachen (also etwa nicht „elf Minuten nach acht" o. Ä., sondern besser „acht Uhr" oder ggf. auch „Viertel nach acht"). Diese Einstellung der inneren Uhr sollten Sie mit dem inneren Sprechen einige Male wiederholen und sich dann in Ihre Schlafhaltung drehen. Nach einigem Training wird es Ihnen dann, wenn Sie Ihre Schlafzeit nicht allzu knapp bemessen, gelingen, zum gewünschten Zeitpunkt aufzuwachen. Bei wirklich wichtigen Terminen sollten Sie aber besser trotzdem nicht darauf verzichten, für den Fall der Fälle, dass Ihre innere Uhr nicht funktioniert, einen Wecker zu stellen.

## Was tun, wenn das Autogene Training nicht mehr funktioniert?

Sollten Sie das Autogene Training einmal über eine längere Zeit nicht praktiziert haben, müssen Sie damit rechnen, dass Sie dann, wenn Sie es wieder aufnehmen wollen, enttäuscht werden können. Das Absetzen regelmäßiger AT-Anwendungen führt zumeist dazu, dass man mehr Zeit und Konzentration dafür aufwenden muss bzw. dass die positiven Effekte schwächer oder gar nicht mehr erlebt werden. Dies wird natürlich dann insbesondere zu Enttäuschungen führen, wenn man nach einem längeren Aussetzen der Übungen das Autogene Training – etwa vor oder in einer Stresssituation – benötigt und anwenden will. Die Wiederaufnahme der regelmäßigen und zunächst wieder häufigeren Übungen führt aber in den meisten Fällen dazu, dass die Effekte wieder schneller und stärker erreicht werden. In der Regel ist dazu auch keine neue Kursteilnahme notwendig; etwas Selbstdisziplin und etwas erneute Mühe, die Sie sich durch regelmäßiges Praktizieren der Übungen (nur vier- bis fünfmal pro Monat!) eigentlich sparen können, reicht zumeist aus.

# 6 Individuelle Formelvorsätze und die Oberstufe des Autogenen Trainings

Das in diesem Buch vorgestellte Übungsprogramm zum Autogenen Training beschränkt sich auf die Darstellung der Grundstufe, weil (1) sich Einführungen bzw. Einführungskurse in das Autogene Training zumeist ausschließlich auf sie beziehen und (2) die Oberstufe als eine stark meditativ und/oder einzelpsychotherapeutisch ausgerichtete Methode andere Ziele (vor allem bei Menschen mit psychischen Störungen) verfolgt und zudem aktuell weniger eingesetzt wird. In diesem Kapitel soll zusätzlich auf eine Erweiterung der Grundstufe eingegangen werden, die u. U. auch in Einführungskursen zum Autogenen Training behandelt werden kann.

## 6.1 Individuelle Formelvorsätze bilden

Bei dieser Erweiterung handelt es sich um die Ergänzung der Standardformeln der Grundstufe durch eine individuell entwickelte formelhafte Vorsatzbildung, die einen engen Bezug zu einem persönlichen Problem oder einer Erkrankung hat. Am günstigsten ist es, wenn eine solche Zusatzformel, die beim Üben einfach nach der Konzentration auf die Leib- oder Stirnkühleformel eingeschoben wird, im Gruppengespräch oder im Einzelgespräch mit AT-Trainerinnen bzw. -Trainern oder Psychotherapeutinnen bzw. -therapeuten entwickelt wird. Diese individuelle (eigene) Formel sollte stets über längere Zeit (minimal zwei bis drei Monate täglich) regelmäßig verwendet werden. Inhaltlich können solche persönlichen freien Vorsatzformeln den posthypnotischen Suggestionen in der Hypnotherapie und den Mantras in der fernöstlichen Meditation ähnlich sein. Entscheidender Unterschied ist aber, dass Mantras ebenso wie posthypnotische Suggestionen fremdbestimmt durch andere Personen gegeben werden, während individuelle formelhafte Vorsätze im Autogenen Training entweder selbstständig allein oder aber selbstbestimmt im Gespräch entwickelt werden. Freie Vorsatzformeln können im Sinne der *autogenen Modifikation* dazu beitragen, ein persönliches Problem zu lösen, mit einer Erkrankung besser zurechtzukommen, also über positive Selbstsuggestionen individuelle Fehlhaltungen und Leiden zu modifizieren.

Aufgrund zahlreicher Erfahrungen sollten bei der Formulierung einer solchen persönlichen Vorsatzformel die folgenden Regeln beachtet werden.

**Regeln für die die Formulierung freier Vorsatzformeln**

1. Die Formulierung soll einfach, kurz und „griffig“ sein und das persönliche Problem möglichst gut treffen.
2. Der Vorsatz soll positiv und ohne Verneinung formuliert sein (etwa „Ich bin ganz ruhig und frei“ und nicht „Ich habe keine Angst“).
3. Es soll sich *nicht* um Verbote und Gebote an die eigene Person handeln (wie etwa „Ich muss ...“ oder „Ich darf nicht ...“).
4. Die Formulierung soll Selbstvertrauen und Optimismus ausdrücken; man sollte sich auch mit ihr identifizieren können, da sie einen ja über eine längere Zeit des Lebens als „Vor- und Merksatz“ begleiten soll.

Es werden hier absichtlich keine weiteren Beispiele für solche Zusatzformeln gegeben, weil sie tatsächlich als individuelle Formulierung die besten autosuggestiven Wirkungen zeigen. Das direkte Übernehmen von Vorbildern nutzt da wenig.

## 6.2 Oberstufe des Autogenen Trainings

Abschließend soll noch kurz auf die von Johannes Heinrich Schultz sogenannte Oberstufe des Autogenen Trainings eingegangen werden, die in der Regel nicht Gegenstand von AT-Einführungskursen ist. Diese Oberstufe ist stark meditativ bzw. psychotherapeutisch ausgerichtet, hat also andere Zielsetzungen als die AT-Grundstufe.

### Analytische Autogene Therapie

Johannes Heinrich Schultz hat die AT-Oberstufe vor allem für die Behandlung neurotischer Patienten entwickelt. Ausgehend von dem Entspannungszustand der Grundstufe des Autogenen Trainings wird in der Oberstufe, die bei psychischen Störungen als Einzelbehandlung oder in sehr kleinen Patientengruppen durchgeführt wird, etwa durch die Konzentration auf verschiedene Farben (die zu bestimmten Gefühls- und Gemütszuständen in Beziehung gebracht werden) versucht, unbewusste Impulse und Spannungen zu erkennen und im Gespräch mit dem Psychotherapeuten bzw. der Psychotherapeutin zu verarbeiten. Bei der Oberstufe des Autogenen Trainings handelt es sich um eine tiefenpsychologische Form der Psychotherapie, die gewisse Ähnlichkeiten zur Psychoanalyse und zu bestimmten Formen der Hypnosetherapie aufweist. Aktuell wird diese Oberstufe als eine Form der tiefenpsychologischen Einzelpsychotherapie seltener eingesetzt. Entsprechendes gilt für ihre Weiterentwicklung zur Autogenen Psychotherapie bzw. zur Analytischen Autogenen Therapie (AAT).

## Autogene Meditation

Ähnliches wie für die psychotherapeutische Anwendung der Oberstufe des Autogenen Trainings gilt für ihren Einsatz als Meditationstechnik. In westlichen Ländern sind in den letzten Jahrzehnten vor allem die unterschiedlichen fernöstlichen Meditationstechniken (vor allem die Varianten des Yoga) bekannt geworden und finden eine zunehmende, zumeist säkularisierte Anwendung. Im Unterschied zur Oberstufe des Autogenen Trainings, das in der sitzenden oder liegenden AT-Standardhaltung angewendet wird, bieten diese Meditationstechniken reichhaltigere körperliche Übungsmöglichkeiten (in unterschiedlichsten Körperhaltungen), die spezifische Meditationsinhalte und Körperregionen anzielen und das Bedürfnis vieler Meditierender nach Abwechslung in der Körperhaltung so eher befriedigen können. Dies gilt insbesondere für das in westlichen Ländern verbreitete Hatha-Yoga, bei dem es im Unterschied zum Autogenen Training um die konsequente Entwicklung verschiedenster Körperhaltungen geht. Ferner ist – ohne eine Wertung vornehmen zu wollen – zu bedenken, dass die fernöstlichen Meditationstechniken im Rahmen einer bestimmten Kultur, Weltanschauung und Religion entstanden und – nach wie vor – eingebettet sind. Entsprechendes findet sich übrigens auch in der langen Tradition der christlichen Meditation im westlichen Kulturkreis. Das Autogene Training beschränkt sich in seiner Grundstufe demgegenüber darauf, eine leicht lernbare und in vielen Lebenssituationen gut anwendbare Methode der Selbsthilfe zu sein. Die AT-Oberstufe, inzwischen zumeist als Autogene Meditation bezeichnet, setzt zwar die automatisierte, schnelle autogene Umschaltung auf der Basis der AT-Grundstufe voraus, ist aber nach ihren Zielsetzungen und ihrer Methodik etwas ganz anderes als die Grundstufe. Durch die Autogene Meditation sollen vor allem Menschen mit Selbsterfahrungs- und Selbstaktualisierungswünschen angesprochen werden, wobei manche ihrer Vertreter auch von Möglichkeiten einer „Bewusstseinserweiterung“ sprechen und schreiben.

# 7 Mögliche Probleme beim Lernen des Autogenen Trainings

Beim Lernen neuer Fertigkeiten können immer Schwierigkeiten, Fehler, Missverständnisse und Probleme auftreten. Das kann – muss aber nicht – auch beim Lernen des Autogenen Trainings der Fall sein. Manchmal zeigen sich leichte, absolut ungefährliche Anfangsschwierigkeiten, die mit der ungewohnten Gruppensituation und mit ungewohnten Körperempfindungen zu tun haben. Für viele Menschen ist es etwas Neues, den eigenen Körper anzusprechen, in ihn hineinzuhören, Körperfunktionen wie Muskelentspannung und Körpertemperatur selbst zu beeinflussen, andere Körperfunktionen gelassen zu registrieren etc. Gerade dies üben und lernen Sie im Einführungskurs zum Autogenen Training, wobei man sich zu Beginn natürlich manchmal über eigene Empfindungen und das eigene Vorgehen nicht ganz im Klaren ist.

Solche und ähnliche Unsicherheiten sollten Sie von Beginn an sofort und offen im Kurs ansprechen. Das ist der große Vorteil von Einführungskursen zum Autogenen Training (im Gegensatz zu autodidaktischen Versuchen, sich eine Entspannungsmethode allein beizubringen): In der Kursleitung sowie in den anderen Kursteilnehmerinnen und -teilnehmern, die sich ja im gleichen Lernprozess wie Sie befinden, stehen Ihnen kompetente Gesprächspartner und Ratgeber zur Verfügung. Das Gespräch über Probleme, die bei den Übungen des Autogenen Trainings auftreten, und die Teilnahme an den Erfahrungen der anderen Kursteilnehmerinnen und -teilnehmer helfen in der Regel sehr schnell, Anfangsschwierigkeiten zu überwinden.

Im Folgenden werden einige Probleme erläutert, die manchmal in Einführungskursen bei einzelnen Teilnehmerinnen und Teilnehmern auftauchen. Sie sollten dies nicht als Hinweise auf allgemeine Schwierigkeiten, die bei Ihnen selbst auch wahrscheinlich sind, missverstehen, sondern eher als Hinweise betrachten, die das konkrete Vorgehen beim Üben betreffen.

## Abschweifende Gedanken, Konzentrationsprobleme

In der Anfangsphase berichten Kursteilnehmerinnen und -teilnehmer manchmal über Schwierigkeiten, sich auf die Formelvorsätze zu konzentrieren: Andere Gedanken, spontane Einfälle, Geräusche lenken davon ab und werden als mehr oder weniger störend empfunden. Das ist durchaus verständlich und sicherlich auch dadurch bedingt, dass die Situation des völligen Schweigens und der Konzentration auf die eigene Person ungewohnt ist. Hier empfiehlt sich eine gelassene Grundeinstellung beim Üben, die sich etwa durch den Satz

Gedanken kommen und gehen

oder

Das ist im Moment ganz gleichgültig

beschreiben lässt. Versuchen Sie aber nicht, die störenden Gedanken aktiv zu verdrängen, und ärgern Sie sich nicht über die Störung, sondern konzentrieren Sie sich immer wieder erneut auf den Formelvorsatz, bei dem Sie in der Übung stehen. Sie können auch eine dieser beiden „Neutralisierungsformeln" ein paar Mal in die Übung einfügen.

**Tipp:**

Immer dann, wenn Sie merken, dass Ihre Gedanken von der Konzentration auf den Formelvorsatz abschweifen, nehmen Sie das gelassen zur Kenntnis und als Anlass für eine erneute Konzentration auf die AT-Formel, ggf. vorab auf eine der Neutralisierungsformeln. Das wiederholen Sie (durch inneres Sprechen) immer wieder. Genauso verfahren Sie bei störenden Geräuschwahrnehmungen.

Sie werden sehen, dass diese eventuell auftauchende Anfangsschwierigkeit mit zunehmender Übungserfahrung von selbst verschwindet und die Konzentration immer besser gelingt.

## Schamgefühle beim Üben in der Gruppe

Einige Kursteilnehmerinnen und -teilnehmer genieren sich zu Beginn des Kurses etwas, weil sie sich vorstellen, wie sie während der Übungen wohl aussehen, wie die anderen Teilnehmerinnen und Teilnehmer wohl auf ihre Bauchgeräusche reagieren, dass ihr Atmen zu hören ist etc. Solche Gedanken lenken ab und führen überdies leicht zu Versuchen, den eigenen Körper und die Körperhaltung zu kontrollieren (etwa die Luft anhalten oder die Bauchmuskulatur anspannen gegen Magengeräusche). Dass dies der angestrebten Entspannung total entgegensteht, ist offensichtlich. Hier hilft nicht nur das Wissen, dass alle Kursteilnehmerinnen und -teilnehmer die Augen geschlossen haben, sich in der gleichen Körperhaltung befinden, ebenfalls Bauch- und Atemgeräusche von sich geben etc., sondern insbesondere die Einsicht, dass die (zwar sicherlich sozial eher unüblichen) Körperhaltungen und Geräusche Voraussetzungen sowie Anzeichen für den Entspannungseffekt – und damit den Übungserfolg der bzw. des Einzelnen – sind. In Gruppen, in denen Autogenes Training bereits längere Zeit gemeinsam praktiziert wird, sind viele solche Geräusche (Magenbrummen und -gluckern, Atemgeräusche, Schnarchen, Seufzen) zu hören, ohne dass dies einzelne Personen in ihrer Übung stört.

## Umgang mit störenden Körperempfindungen

Von Anfang an sollten Sie beim Üben immer dann, wenn Sie durch eine Körperempfindung (etwa Juck-, Nies- oder Hustenreiz, Schluckbedürfnis) gestört werden, kurz und gelassen reagieren. Wenn es irgendwo juckt, so kratzen Sie sich; wenn es in der Nase kitzelt, niesen Sie; wenn es im Hals kratzt, husten Sie; schlucken Sie, wenn der Speichel im Mund stört. Versuchen Sie auf keinen Fall, solche und ähnliche Körperempfindungen zu unterdrücken, sondern reagieren Sie, während Sie weiter üben, ganz normal (mit geschlossenen Augen) und kehren Sie dann zu dem Formelvorsatz zurück, bei dem Sie gerade stehen. Schwierig wird es nur dann, wenn Sie unter einer sehr starken Erkältung leiden. Ist die Nase total zu und der Husten sehr häufig und schmerzend, sollten Sie eventuell eine Zeit auf die Übungen des Autogenen Trainings verzichten, da der Erfolg unwahrscheinlich ist. Im Zweifelsfall sollten Sie es einfach ausprobieren, manchmal führt das Autogene Training auch hier zur Linderung der Beschwerden.

## Muskelverspannung und Körperhaltung

Falls bei Ihnen – auch das gibt es in der Anfangsphase des AT-Lernens hin und wieder – während der Übungen unangenehme Muskelverspannungen o. Ä. auftreten sollten, so ist zu empfehlen, dass Sie während des Übens die betroffene Muskelgruppe ein- oder zweimal kurz anspannen und danach erheblich länger entspannen. Macht Ihnen während der Übung Ihre Körperhaltung allgemein Schwierigkeiten (etwa durch das Gefühl, immer mehr nach vorne einzusinken, oder das Gefühl, dass der Kopf immer tiefer fällt), so korrigieren Sie Ihre Haltung (mit geschlossenen Augen) und üben danach normal weiter.

## Ungewohnte (Körper-)Wahrnehmungen

Sehr selten wird von Kursteilnehmerinnen und -teilnehmern über unangenehme visuelle Erscheinungen während des Übens berichtet: Grelle Farben werden gesehen, die Augenlider flimmern o. Ä. Die Ursache hierfür ist in der Regel ein zu festes Schließen der Augen, die nur leicht geschlossen werden sollten (ohne dass Augenfalten entstehen). Durch die Konzentration auf bestimmte Körperregionen und die damit verbundene Tonus-, Gefäß- und Organregulation kann es auch zu ungewohnten Körperwahrnehmungen kommen, die Sie vielleicht zuerst erstaunen. Mit zunehmender Erfahrung werden solche Empfindungen zum Teil verschwinden, zum Teil aber auch als Phänomene der Entspannung vertrauter und als sehr angenehm erlebt. Über solche und ähnliche Empfindungen sollten Sie in der Gruppe sprechen und Ihre Erfahrungen so mit den anderen Kursteilnehmerinnen und -teilnehmern austauschen. Bei Vielem werden Sie erkennen, dass andere Menschen ganz ähnliche Empfindungen haben wie Sie.

## Wenn das Autogene Training einmal nicht funktioniert

Zum Abschluss noch ein Rat: Irgendwann werden Sie mit einiger Wahrscheinlichkeit einmal in eine Situation kommen, in der Sie das Autogene Training anwenden möchten und … es funktioniert nicht auf die gewohnte Art und Weise. Vielleicht sind die äußeren Umstände sehr ungünstig, oder Sie sind besonders unruhig, nervös und können nicht so umschalten wie gewohnt. Sie sollten sich dann ganz gezielt und in der gelernten Form zurücknehmen, also auf keinen Fall versuchen, Entspannung zu erzwingen (denn das geht ja nicht). Lassen Sie sich und Ihrem Körper etwas Zeit (einige Minuten) und beginnen Sie erneut ganz von vorne, wobei Sie sich vor allem auch für das systematische Einnehmen der Körperhaltung Zeit nehmen sollten. Klappt es (nach einiger Zeit in der Übung) auch dann nicht, so sollten Sie es in dieser Situation und zu diesem Zeitpunkt lassen! Sie und Ihr Körper sind kein Automat, kein Roboter, der unter nahezu allen Bedingungen gleichförmig funktioniert und reagiert.

# 8 Literaturhinweise zum Weiterlesen

## Allgemeine Anschlusslektüre nicht nur zum Autogenen Training


Brenner, H. (1999). *Autogenes Training Oberstufe – Wege in die Meditation.* Stuttgart: Trias Thieme Verlag.

Krampen, G. (2011). *Psychologisches Gesundheitstraining: Ein Programm zur Systematischen Selbstbeobachtung und Reflexion des Gesundheitsverhaltens – Das SySeRe-Programm.* Tübingen: dgvt-Verlag.

Krampen, G. (2012). *Progressive Relaxation. Ein alltagsnahes Übungsprogramm.* Göttingen: Hogrefe.

Mittag, O. (1987). *Autogenes Training: Patienteninformation.* Lübeck: LVA Schleswig-Holstein.

Ohm, D. (1997). *Lachen, lieben – länger leben.* Stuttgart: Trias Thieme Verlag.


## Fachliteratur zum Autogenen Training und zu anderen systematischen Entspannungsverfahren


Krampen, G. (1998). *Einführungskurse zum Autogenen Training: Ein Lehr- und Übungsbuch für die psychosoziale Praxis* (2. Aufl.). Göttingen: Hogrefe.

Krampen, G. (in Vorb.). *Entspannungsverfahren in Therapie und Prävention* (3., überarbeitete Aufl.). Göttingen: Hogrefe.

Luthe, W. (Ed.). (1969–1973). *Autogenic therapy* (Volume 1–6). New York: Grune & Stratton.

Schultz, J. H. (1973). *Das autogene Training* (14. Aufl.). Stuttgart: Thieme.

Vaitl, D. & Petermann, F. (2009). *Handbuch der Entspannungsverfahren: Grundlagen und Methoden* (4. Aufl.). Weinheim: Beltz PVU.

# Anhang

**Merkblatt für die AT-Übungen**

**Einnehmen der Körperhaltung**

1. Einstellung der Beine („Beine breit“)
2. Oberkörper aufrichten, Arme hängen lassen
3. Im Oberkörper zusammensinken, Augen schließen
4. Auspendeln und Ruhepunkt finden
5. Unterarme auf Oberschenkel

**Formelvorsätze der Grundstufe**

1. Ich bin ganz ruhig – Ruhe
2. Der rechte (linke) Arm ist schwer – Schwere
3. Der rechte (linke) Arm ist warm – Wärme
4. Die Atmung ist ruhig – Es atmet mich
5. Das Herz schlägt ruhig und regelmäßig
6. Das Sonnengeflecht (der Leib) ist strömend warm
7. Die Stirn ist angenehm kühl

**Das Zurücknehmen**

1. Fäuste ballen! Arme fest!
2. Tief atmen!
3. Augen auf!